DES

ALTÉRATIONS PROFESSIONNELLES

DES

OUVRIERS GANTIERS ET PALISSONNEURS

ENVISAGÉES AU POINT DE VUE DE L'IDENTITÉ

PAR

Louis ROUVIER

DOCTEUR EN MÉDECINE DE LA FACULTÉ DE PARIS

ANCIEN INTERNE DES HOPITAUX DE GRENOBLE

PARIS

ALPHONSE DERENNE

52, Boulevard Saint-Michel, 52

1883

DES

ALTÉRATIONS PROFESSIONNELLES

DES

OUVRIERS GANTIERS ET PALISSONNEURS

ENVISAGÉES AU POINT DE VUE DE L'IDENTITÉ

PAR

Louis ROUVIER

DOCTEUR EN MÉDECINE DE LA FACULTÉ DE PARIS

ANCIEN INTERNE DES HOPITAUX DE GRENOBLE

PARIS

ALPHONSE DERENNE

52, Boulevard Saint-Michel, 52

1883

A MON PÈRE ET A MA MÈRE

A MA SŒUR

A LA MÉMOIRE DE MES PARENTS MORTS

A MES PARENTS ET AMIS

A MES MAITRES DANS LES HOPITAUX

DES ALTÉRATIONS PROFESSIONNELLES

DES OUVRIERS GANTIERS ET PALISSONNEURS

Envisagées au point de vue de l'identité

INTRODUCTION

L'idée première de ce travail nous a été fournie par quelques remarques faites vers la fin de notre internat à Grenoble, sur deux ouvriers gantiers en traitement dans les salles d'hôpital. Tous deux présentaient à des degrés divers, des altérations cutanées au niveau des doigts et de la paume de la main, ainsi que certaines déformations et quelques mouvements anormaux.

Frappé de la similitude de ces lésions chez deux sujets différents, nous avons voulu voir s'il en était de même chez tous les individus accomplissant le même travail, nous avons visité quelques ateliers, et là, sur un grand nombre d'ouvriers, nous avons pu acquérir la certitude que ces altérations sont constantes, caractéristiques, et peuvent fournir au besoin un signe précieux d'identité. Toutefois les manœuvres professionnelles qui déterminent ces altérations, ne leur impriment pas des caractères anatomiques particuliers, différant des stigmates qui dépendent des autres professions manuelles. Ce sont toujours les mêmes lésions tégumentaires, les mêmes déformations, mais groupées dans un certain ordre, et d'une façon particulièrement reconnaissable.

Nous verrons que ces diverses altérations siègent surtout à la main, et que cet organe prend ainsi une configuration spéciale, éminemment propre à révéler la profession.

Mais avant d'entrer dans aucun développement, qu'il nous soit permis de remercier M. le professeur Brouardel qui a bien voulu accepter la présidence de notre thèse, diriger nos recherches et nous aider de ses conseils et de son expérience.

Nous remercions aussi le docteur Montaz qui nous a envoyé les éléments de notre chapitre d'anatomie pathologique.

Enfin, que les personnes obligeantes qui ont allégé notre tâche en nous facilitant l'accès des ateliers, reçoivent ici l'expression de notre reconnaissance.

DIVISION DU SUJET

En premier lieu, nous retracerons rapidement l'historique des travaux publiés sur les altérations d'origine professionnelle.

Le deuxième chapitre sera consacré à expliquer le but de ce travail, c'est-à-dire faire ressortir l'importance des déformations professionnelles au point de vue de l'identité.

Dans un troisième chapitre, nous étudierons succinctement les différentes manœuvres qu'accomplissent les ouvriers dont nous nous occupons, c'est-à-dire les conditions dans lesquelles se développent les lésions que nous nous proposons de décrire, conditions toutes spéciales, et qu'il est indispensable de bien connaître pour l'intelligence du sujet.

En quatrième lieu, nous plaçant à un point de vue général, nous décrirons les lésions sans nous préoccuper de leur siège. Ce chapitre sera forcément incomplet ; car, nous n'avons pas eu l'occasion d'observer ces lésions à l'amphithéâtre. Notre ami le docteur Montaz, plus heureux que nous, a pu les y étudier une fois, sur un dôleur au couteau. Nous nous appuierons donc, pour écrire ce chapitre, sur les résultats qu'il nous a adressés, regrettant toutefois, de n'avoir pas à notre service des matériaux plus nombreux.

Le cinquième chapitre sera consacré à l'étude de la disposition de ces lésions, disposition qui donne aux parties leur caractère particulier. Nous chercherons à établir au bout de combien de temps se développent ces modifications, et combien de temps aussi elles mettent à disparaître après la cessation du travail.

Dans la dernière partie, nous passerons en revue les altérations professionnelles voisines de celles qui nous occupent et qui pourraient être confondues avec elles ; nous nous appliquerons à les distinguer. Enfin nous concluerons.

CHAPITRE I

CONSIDÉRATIONS HISTORIQUES

Les lésions que détermine l'exercice des diverses professions, ont depuis longtemps attiré l'attention des médecins ; mais les travaux qui ont été publiés à ce sujet ont surtout trait à l'hygiène. Seuls, quelques rares auteurs ont entrevu l'importance de ces lésions au point de vue médico-légal, mais nous verrons qu'il faut venir jusqu'à Tardieu pour en voir faire l'application à la découverte de l'identité.

Les lésions qui devaient les premières frapper l'esprit des observateurs étaient évidemment celles qui sont le résultat de professions violentes. Aussi voyons-nous Galien signaler d'abord les dangers que courent les lutteurs. La luxation de la clavicule était, d'après cet auteur, une affection fréquente chez eux, et Galien lui-même nous apprend qu'il fut atteint de cet accident, en se livrant à leurs exercices.

D'autres médecins étudient bientôt les maladies des mineurs, et parmi eux Beccher, Kunkel et Stockusen.

Aétius, en 543, résume les travaux précédents, et répète ce qu'a dit Galien des lutteurs. Fernel et Poterius mentionnent les maladies des potiers de terre. Diemerbroeck, en disséquant le domestique d'un lapidaire mort asthmatique, trouve les vésicules pulmonaires remplies de poussière de diamant.

Plus tard, Ettmuller, en 1644, fait connaître les lésions qu'il observa sur un potier d'étain. A la même époque, Zacchias, dans un ouvrage de médecine légale (1) publié à Rome, pressent l'importance que peuvent avoir au point de vue médico-légal les modifications que le genre de vie amène dans la constitution « *ad hoc autem caput non pertinet solum ea quæ victum ipsum, puta cibum et potum respiciunt et quæ ad qualitatem et quantitatem ; sed etiam quæ cæteras res non naturales, quæ inter vivendum homini occurunt, et præter cibum et potum et otium et laborem, etc.* » Mais il ne parle cependant pas d'une manière spéciale des changements physiques produits par l'exercice des professions.

Vedelius dans sa Pathologie dogmatique s'étend assez longuement sur les maladies des ouvriers en petits objets. On trouve aussi dans les recueils nombreux des académies de cette époque, quelques faits qui ont un rapport direct avec les maladies des professions. Ainsi, dans les transactions philosophiques de la Société royale de Londres, de 1665, il est question des maladies des mineurs de Fréjus. Dans les mémoires de Copenhague, Olaüs Borrichius a également consigné les lésions professionnelles qu'il avait observées sur un doreur. Les mêmes ouvrages nous offrent la relation de l'autopsie d'un potier de terre, dont le mauvais état des poumons fut attribué au métier qu'il avait exercé. Enfin dans les mémoires des Curieux (2), on trouve de nombreux détails sur les lésions que les substances métalliques font naître chez ceux qui les travaillent.

1. *Quæstionum med. leg. t. III. Consilium LXI*, 13.
2. Decad. 1. Ann. 3, obs. 131. Decad. III, ann. 4, obs. 10, 30, 92.

Tous ces travaux contiennent un petit nombre de faits relatifs aux lésions d'origine professionnelle. Mais ils ne pouvaient être que d'une utilité médiocre, si un autre auteur n'eût entrepris de les lier, d'y joindre des observations particulières, et d'en faire un ouvrage spécial, où l'on pût trouver tous les renseignements sur les altérations professionnelles connues jusqu'alors. C'est Ramazzini de Padoue, qui entreprit ce travail au commencement du XVIIIe siècle (1). C'était un progrès. Mais le livre de Ramazzini ne contient pas encore des détails assez précis pour avoir une grande utilité pratique en médecine légale. D'ailleurs l'auteur paraît avoir exagéré beaucoup l'importance et la valeur des généralités dans lesquelles il est resté. Témoin le passage suivant : « c'est un spectacle plaisant, que de voir, certaines fêtes de l'année, les communautés de cordonniers et de tailleurs, aller en procession en bon ordre, deux à deux, ou bien assister au convoi de quelqu'un de leurs confrères, et offrir une troupe de bossus, de courbés, de boiteux, d'un côté et de l'autre, comme choisis exprès pour exciter les ris et les plaisanteries. »

Après Ramazzini, et jusqu'à Patissier, c'est-à-dire pendant un long siècle, la question fait peu de chemin. Morgagni dans ses recherches sur le siège et la cause des maladies indique quelques rares professions. Hecquet (2) dans sa médecine des pauvres, se borne à copier Ramazzini. Il en est de même du dictionnaire de Santé de 1760, qui

1. *De morbis artificum diatriba.*
2. La médecine, la chirurgie et la pharmacie des pauvres, 1740 2e vol.

consacre une partie du deuxième volume aux maladies des artisans.

Avec la thèse de Nicolas Skragge soutenue à Upsal (1) en 1764, apparaissent quelques nouvelles observations. Les ouvriers qui font la céruse, ont, dit-il, de la rigidité des membres et de la goutte fixe ; les fondeurs en caractères sont exposés aux maladies des nerfs, à l'engourdissement. à la contraction des membres, à la colique de plomb et aux vomissements. Ceux qui tirent le charbon des mines deviennent tous contrefaits, à cause de la posture qu'ils sont obligés de prendre dans ce travail.

Buchan en 1775 (2), ne fait que résumer les travaux précédents, mais il les classe et les coordonne. Bertrand dans sa thèse (1804) (3) n'ajoute rien de nouveau, pas plus que Gosse de Genève, qui ne présente que quelques réflexions générales.

Fodéré en 1813 (4), dans sa Médecine légale, parle bien des indices fournis par le genre de travail, mais malheureusement il le fait dans des termes beaucoup trop vagues : « Le genre de profession et la teinte de l'âme, dit-il, laissent des empreintes ineffaçables, propres à distinguer l'individu. L'agriculteur qui a passé une partie de sa vie à bécher la terre, reste nécessairement courbé ; le voyageur à pied a les membres inférieurs très développés et le talon fort en arrière ; le gagne-petit, le porte-balle et portefaix ont les épaules voûtées etc... » Nous n'avons pas

1. Thèse d'Upsal, 1764.
2. Médecine domestique, 1775.
3. Thèse de Paris, an XII.
4. *Traité de médecine légale*, 2ᵉ édition. Paris 1813, t. 1, p. 50.

besoin de faire remarquer tout ce qu'il y a d'incomplet et de superficiel dans les indications de Fodéré.

Mérat qui publie plusieurs articles en 1818 (1), ne dit rien de bien particulier au sujet des maladies des artisans, mais en parlant des professions en général, il touche à quelques points de la question. « Les occupations habituelles, dit-il, ne peuvent manquer d'influer d'une manière évidente sur le physique de l'homme. Ainsi les professions qui exigent un exercice musculaire presque général, développent tout l'individu et lui donnent des proportions athlétiques ; tels sont les portefaix, les hommes de peine, les crocheteurs, les laboureurs etc... Si les professions ne s'exercent que par une région particulière du corps, c'est cette région qui participera surtout au développement, qui a constamment lieu alors : Les bras du boulanger, du pileur, du menuisier, du serrurier etc..., prennent plus d'accroissement que les autres parties ; les jambes du coureur, du danseur, du tisserand se développent également d'une manière plus marquée ; le dos des forts de la halle, des hommes qui voiturent des fardeaux, acquiert plus d'amplitude et de force etc... »

Après le travail de Mérat, paraît celui de Patissier (2), qui sans faire faire un grand pas à la question, résume du moins tout ce qui a été fait jusqu'alors, compare les résultats pathologiques divers produits par l'exercice des professions, met de l'ordre dans leur énumération et prépare la voie à de nouvelles recherches. Turner-Thackrah en

1. *Dictionnaire des sciences médicales*, t. XXX, p. 209, t. XLV, p. 335.

2. Maladies des artisans, 1822.

1832 (1) étudie le défaut d'harmonie physique qui résulte de l'exercice de certaines professions manuelles et de l'inégale activité des muscles, suivant les positions et les mouvements nécessités par le travail de l'artisan. Il insiste sur certaines difformités professionnelles, encore mal décrites jusqu'alors.

Cependant toutes ces considérations manquent encore de la précision désirable et Devergie lui-même est passible du même reproche.

Dans son *Traité de médecine légale* (2), il se borne, en effet, à faire remarquer combien les professions exercent d'influence sur la taille et la conformation générale des individus. « Le laboureur, dit-il, a le dos constamment voûté ; les personnes qui travaillent seulement des bras offrent un développement considérable de ces membres ; tel autre qui agit de préférence avec une des jambes comme un tourneur, présente un accroissement marqué dans le système musculaire de ce côté. Ici c'est un individu qui se sert d'outils grossiers et qui les emploie avec force, les serre constamment avec la main ; on voit alors l'épiderme s'endurcir, devenir épais et noirâtre. » Ce sont là encore des généralités avec lesquelles il serait téméraire de prétendre découvrir les professions. Aucun médecin légiste, en l'absence des caractères tirés de l'âge, de la stature, de la physionomie, des taches ou des cicatrices parti-

---

1. *The effects of arts, trades aud professions on healt* etc... London 1832. 2ᵉ édit.

2. *Médecine légale théorique et pratique*, 2ᵉ édit. Tome II, p. 535, 1840.

culières, ne pourrait établir l'identité avec des notions aussi vagues.

Citons en passant les belles recherches de Chevallier (1) sur les ouvriers cérusiers, sur les couteliers-émouleurs, les nacriers, etc.

Après Devergie, Motard en 1841 (2) reproduit presque dans les mêmes termes les considérations consignées dans l'article de Patissier.

Guérard, dans le *Dictionnaire de médecine* (3), se borne à répéter ce qui a été dit sur les larges épaules des porteurs de la halle, les bras volumineux des boulangers-pétrisseurs, la dépression sternale des cordonniers, le développement anormal de la jambe droite des tourneurs, etc. Il en est de même du passage consacré à cette question dans le *Traité d'hygiène* de Michel Lévy, 1845 (4). On n'y trouve rien de nouveau.

Rayer, montrant plus de précision que tous les auteurs précédents, étudie les lésions de l'épiderme, mentionne les durillons et les callosités qu'on remarque quelquefois à la paume des mains des artisans. Mais, comme exemple, il se borne à indiquer les ouvriers imprimeurs employés aux presses : « qui, dit-il, sont exposés à des endurcissements partiels de la paume des mains et à des gerçures douloureuses produites par des lessives alcalines dont ils font usage pour nettoyer les caractères. »

Il faut venir jusqu'aux travaux pleins d'intérêt de Pa-

1. *Annales d'hygiène.*
2. *Essai d'hygiène générale.* Paris, 1841, t. II, p. 418.
3. *Dictionnaire de médecine*, t. XXVI, p. 112.
4. *Traité d'hygiène*, 2ᵉ édit., t. II, p. 755 et 772.

rent, Duchatelet (1), de Bricheteau, de Melier, pour trouver des observations nouvelles sur les caractères des déformations physiques produites par l'exercice de tel ou tel métier,

Mais c'est à Tardieu que revient surtout l'honneur d'avoir recherché la plupart des changements de conformation déterminés par l'exercice des différentes industries, de les avoir décrits avec précision et d'en avoir fait une application pratique, en les faisant servir à la découverte de l'identité. La description des stigmates engendrés par quarante-huit professions différentes se trouve dans le mémoire qu'il a publié en 1849 et en 1850 (2). Tardieu nous apprend que c'est sur les indications de Trousseau qu'il a fait ces recherches ; car l'existence de ces modifications professionnelles et le profit, qu'on pouvait en tirer en médecine légale, n'avaient pas échappé à l'esprit observateur de Trousseau. Ces signes professionnels constituent, nous le verrons, d'excellents moyens, sinon pour amener immédiatement une reconnaissance positive. du moins pour diriger les recherches de la justice. Aussi Tardieu écrit-il : « C'est ce que tous les auteurs ont compris, et cependant parmi les données qui peuvent servir à la solution des questions d'identité, il en est, qui bien qu'indiquées dans les traités les plus récents, sont loin d'avoir été étudiées et mises à profit comme elles méritaient de l'être, et sont restées complètement stériles, malgré les nombreuses applications auxquelles elles pouvaient conduire. Nous voulons parler des modifications et des déformations physiques

1. *Annales d'hygiène et de méd. lég.* t. III, p. 245.
2. *Annales d'hygiène* 1849-1850, t. XLII et XLIII.

que produit invariablement dans certaines parties déterminées du corps, l'exercice des diverses professions. Nous ne craignons pas d'avancer qu'il y a là toute une série d'indications tout à fait nouvelles, et d'autant plus précieuses, qu'elles peuvent être établies sur des caractères anatomiques faciles à constater sur le vivant aussi bien que sur le cadavre. »

La voie était ouverte, et d'autres travaux ne tardèrent pas à paraître. C'est ainsi que Vernois dans son traité de la main des artisans, put décrire les altérations engendrées par cent cinquante professions différentes. « Les avoir signalées, décrites, sera, dit-il, pour le présent une chose utile et pour l'avenir surtout un enseignement, que sur bien des sujets, nous serions heureux de rencontrer dans les vieux auteurs. »

L'histoire médicale de la plupart des industries se trouvait ainsi faite, et depuis, la médecine légale et l'hygiène en ont fait leur profit. D'autres travaux ont paru dans ces dernières années et sont venus combler quelques lacunes. Ils se trouvent consignés dans les récents traités d'hygiène et de médecine légale. Mais l'industrie française du gant n'avait pas été étudiée à ce point de vue, et nous avons pensé être utile, en contribuant pour une part, si minime qu'elle soit, à l'histoire médicale des professions.

Les traités de médecine légale et d'hygiène sont muets au sujet des ouvriers gantiers et palissonneurs, et M. Dechambre dans le *Dictionnaire encyclopédique des sciences médicales*, se borne à dire à l'article gant, que le couteau à dôler peut déterminer chez les ouvriers qui en font usage, la formation d'ampoules et de durillons. C'est là une indi-

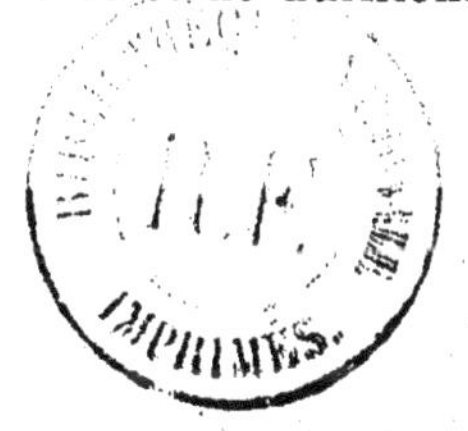

cation vague et superficielle. Les durillons sont communs à une foule de professions manuelles, et pour pouvoir déduire de leur existence une indication précise, il faut par les considérations de leur forme, de leur multiplicité, de leur siège, concurremment avec la coexistence d'autres signes, dégager une donnée générale, un ensemble, qui seuls constituent réellement le cachet professionnel. Mais on pourrait se demander tout d'abord, quelle peut être l'utilité pratique des recherches qui font l'objet de ce travail. Nous allons montrer dans le chapitre suivant, qu'elles n'ont pas seulement un pur intérêt de curiosité, mais qu'elles peuvent servir dans certaines circonstances bien déterminées, à la découverte de l'identité.

CHAPITRE II

APERÇU GÉNÉRAL DE L'IMPORTANCE MÉDICO-LÉGALE
DES ALTÉRATIONS PROFESSIONNELLES

Le mot identité ne peut trouver place dans un travail de ce genre, qu'en raison de l'emploi qui en est fait en médecine légale, par une acception un peu éloignée de sa signification ordinaire.

Nous dirons donc avec Tardieu, que l'identité est la recherche et la constatation des signes physiques à l'aide desquels il est possible d'établir, soit pendant la vie, soit après la mort, l'individualité de personnes inconnues, ou encore la participation de tel ou tel individu à des actes incriminés.

Sans vouloir prétendre que les questions d'identité soient soulevées journellement en médecine légale, du moins peut-on dire que les circonstances dans lesquelles on peut être appelé à les résoudre, sont assez nombreuses et assez variées : Il est aisé de concevoir que dans une affaire criminelle par exemple, le cadavre de la victime, assez mutilé pour ne plus être reconnaissable par les considérations du sexe, de la taille, des traits du visage etc..., peut présenter sur un tronçon des membres ou sur une partie quelconque du corps, des signes qui permettront d'affirmer la profession et souvent le sexe, ou qui dans tous les cas, mettront sur la voie des habitudes de la victime.

Des exemples demeurés célèbres sont là pour l'attester. Dans le procès Dautun par exemple, c'est par suite du siège et de la disposition d'une callosité, attribuée par Dupuytren à l'usage d'une béquille, que l'illustre chirurgien fut conduit à penser que la victime était affectée de claudication, et que cette considération lui permit d'arriver à établir l'identité.

De même, à l'occasion d'un procès civil, l'individualité d'une des parties se trouvant contestée, ne conçoit-on pas qu'on puisse arriver à la reconstituer par la constatation de stigmates professionnels et de signes physiques dépendant des habitudes journalières.

Il y a plus de deux siècles, Zacchias, dans ses savantes consultations, en prévoyait déjà la possibilité, au sujet de la revendication d'un héritage fait par un noble Bolonais que l'on croyait mort à la guerre, et qui se vit à son retour poursuivi comme faussaire. On conçoit également, dans l'hypothèse d'un crime qui n'est révélé que par la découverte d'une main, que la présence sur cet organe de stigmates engendrés par une profession uniquement exercée par des hommes, mette du même coup sur la voie du sexe et de la profession, au même titre que la découverte de maxillaires, dont les arcades dentaires portent l'usure caractéristique des fumeurs de pipes, fera également pressentir le sexe et les habitudes : tel était l'état des dents de Michel Guérin, assassiné par son frère en 1825. Lorsqu'en 1828, le squelette fut retrouvé par hasard, cet état des dents fut constaté par les experts et reconnu à l'audience de la Cour d'assises par les témoins.

Inutile de multiplier les exemples. L'importance que présente au point de vue médico-légal la recherche et la constatation de l'identité ressort assez de ce qui précède.

Mais l'identité n'est pas toujours chose facile à établir, et tous les médecins légistes sont unanimes à reconnaître que cette recherche est souvent entourée de tant de difficultés et de causes d'erreur, qu'il n'est pas trop de la sagacité et du savoir des hommes rompus à cette pratique, pour arriver à la découverte de la vérité. Aussi le médecin ne saurait-il avoir à son service, en pareille matière, des signes assez précis. Et parmi ces derniers, les déformations professionnelles occupent, on peut le dire, une place considérable. Remonter ainsi par leur constatation, à l'origine et à la cause de ces déformations, c'est établir, dit Tardieu, un fait important dans la vie d'un individu et par suite faciliter la reconnaissance de son identité.

Il est donc logique de rechercher dans les professions qui exigent la répétition continuelle de certains mouvements et la conservation d'attitudes parfois vicieuses, mais appropriées aux manœuvres professionnelles, un signe d'identité. Mais disons-le tout de suite, parmi les professions, un grand nombre qui n'exigent pas l'exercice incessant d'un même organe, n'impriment à l'individu qu'un cachet assez vague. C'est ainsi que l'attitude du soldat, au droit maintien, à la démarche régulière et assurée, celle du portefaix aux épaules arrondies et à la démarche pesante, n'ont pas grande valeur au point de vue qui nous occupe. Cependant on peut encore rencontrer, par suite de conditions étrangères à la profession, des indices susceptibles de renseigner sur les habitudes. Une bague, bien qu'elle ne soit plus portée, a laissé si elle n'était pas trop large, sur le doigt qui la supportait une dépression circulaire. Les jarretières produisent un effet analogue à la partie supérieure de la jambe. Les anciens avaient parfaitement observé les modifications diverses produites par les habitudes, et ils nous en ont laissé des preuves évidentes. On sait par exemple que chez les Romains, les sandales n'étaient portées dès le jeune âge, que par les patriciens seulement. Les liens de cette chaussure qui passaient entre les deux premiers orteils, produisaient bientôt un écartement de ces doigts tel, qu'il était remarqué par tout le monde, et qu'il passait pour un signe de distinction. On rencontre cet écartement dans les statues des grands de l'époque, que nous ont léguées les sculpteurs, et ce caractère se retrouve notamment au plus haut degré dans la statue de Germanicus. Enfin pour terminer ce qui a trait à l'attitude, rappelons que si l'on peut quelquefois observer chez certains individus un maintien particulier ; par exemple la projection des épaules en avant, avec abaissement de l'une d'elles, comme cela existe chez les écoliers, il est le plus souvent impossible d'attacher à ces caractères généraux une grande valeur en médecine légale. A coup sûr l'attitude peut, dans certain cas, venir confirmer des présomptions, mais à elle seule, elle a peu de valeur au point de vue qui nous occupe, et elle n'entre réellement en ligne de compte, que pour venir corroborer des signes moins douteux. Il importe donc de rechercher sur des points déterminés du corps, s'il n'existe pas des signes d'une valeur moins équivoque. Car il est bon d'ajouter que les attitudes dont nous venons de parler, déjà vagues et peu apparentes par elles-mêmes, peuvent être atténuées dans une certaine mesure, au point même de disparaître momentanément, si le sujet a un intérêt quelconque à les dissimuler.

Il n'en est plus de même des autres signes engendrés par certaines professions dites manuelles. Ceux-ci sont indéniables, persistants après la mort, et en tous cas lents à s'effacer après la cessation du travail. Ici, c'est surtout la main, quels que soient d'ailleurs les outils et les procédés qu'emploie l'ouvrier, qui, par son intervention incessante et les frottements auxquels elle est soumise, va prendre une configuration particulière, reconnaissable dans tous les cas.

Dans aucune profession peut-être, plus que chez le gantier, elle n'offre à un degré plus élevé des caractères révélateurs aussi évidents. Mais pour bien saisir ces caractères, et savoir au besoin les retrouver, s'ils étaient à peine naissants, ou prêts au contraire de disparaître, il est utile de jeter un coup d'œil rapide sur les manœuvres qui les produisent.

CHAPITRE III

MANŒUVRES PROFESSIONNELLES QU'EXÉCUTENT LES OUVRIERS
GANTIERS ET PALISSONNEURS

La plus importante de toutes ces manœuvres au point de vue qui nous occupe, est celle du dôlage. Le dôlage consiste à amincir la peau en enlevant peu à peu les couches profondes du derme, de façon à en diminuer l'épaisseur.

Deux outils peuvent servir à cet usage. L'un est le couteau à dôler, l'autre une meule tournant rapidement et mise en mouvement par une courroie de transmission. De là des déformations différentes suivant que l'ouvrier dôle au couteau ou à la meule. Disons tout de suite que le dôlage au couteau est partout fait exclusivement par des hommes. Le dôlage à la meule dans certains ateliers de Paris est confié à des femmes ; en province il n'est fait que par des hommes.

Le dôleur au couteau amincit la peau par des râclages répétés au moyen d'une énorme lame rectangulaire, dont le dos volumineux s'applique dans la partie supérieure du deuxième espace interdigital de la main droite, l'index allongé sur le plat de la lame et lui servant de guide, tandis que le pouce et les autres doigts fortement fléchis, maintiennent dans la paume de la main, le manche qui est de forme cylindrique.

Ce n'est pas tout. La peau amincie par le dôlage dans sa plus grande surface, ne peut l'être sur les bords avec le même outil. L'ouvrier se sert alors d'un couteau ordinaire à tranchant mousse, tenu comme dans l'action de tailler un crayon, la main en supination forcée, la première phalange du pouce appliquant fortement la peau sur le tranchant du couteau. Et par des mouvements de glissement et d'échappement il produit des râclages répétés qui amincissent peu à peu les bords ; c'est le débordage.

La peau ainsi amincie d'une façon uniforme, il faut l'allonger, augmenter sa surface, de façon à en tirer le plus de parti possible. La main droite fermée la fixant par une extrémité, la paume de la main gauche l'applique alors sur le marbre et l'allonge dans tous les sens en glissant sur elle à frottement dur. Dans cette action les doigts de la main gauche se redressent fortement sur le métacarpe ; car, par leurs inégalités, ils gêneraient la manœuvre qui est bien mieux exécutée par un plan uniforme comme la paume de la main. C'est l'étavillonage.

Il n'y a plus qu'à placer la peau sur un patron appelé calibre et destiné à laisser des empreintes, qui guideront les ciseaux chargés de découper. L'ouvrier frappe alors à plusieurs reprises avec le bord cubital de sa main droite sur le calibre, pour obtenir l'empreinte.

Enfin, il se sert de ciseaux analogues comme grosseur à ceux des tailleurs, pour pratiquer ce qu'il appelle le dépeçage. Son rôle est alors terminé ; le gant est prêt à être cousu.

Le doleur à la meule amincit la peau, en la tenant très légèrement appliquée sur la meule. Celle-ci en enlève à chaque tour des parcelles excessivement ténues, qui s'élèvent en nuage dans l'atelier. C'est là sa seule occupation. Et nous verrons, en effet, que ses mains ne présentent qu'un seul genre d'altérations. Dans cette manœuvre, la main se trouvant en contact avec le côté de la peau qui a reçu la teinture, en conserve la coloration. Au contraire, le dôleur au couteau ne présente aucune coloration anormale de la main, car cet organe n'est en rapport qu'avec le côté qui n'est pas teint.

Ne voit-on pas tout d'abord, que ces différentes manœuvres, par leur répétition continuelle, vont chacune laisser des traces particulières? Il était donc nécessaire d'entrer dans les détails qui précèdent, afin de pouvoir nous rendre compte des nombreux stigmates que nous allons retrouver à la main. Car si toutes les manœuvres du dôlage au couteau sont généralement exécutées par le même ouvrier, on conçoit aisément qu'il puisse en être autrement; de sorte que certains artisans pourront présenter tout ou partie seulement des déformations qui sont propres aux gantiers.

Remarquons en passant, que dans l'exécution de ces différents mouvements, sauf dans l'étavillonage, la main gauche a un rôle passif. La main droite, toujours en mouvement, exécute au contraire un travail très pénible, dont le temps le plus fatigant consiste dans le dôlage. Celui-ci laisse toujours les signes les plus marqués et ceux qui sont les derniers à disparaître après la cessation du travail. Les stigmates qu'il engendre sont aussi les plus précoces, et nous avons vu les mains de jeunes apprentis déjà reconnaissables après deux mois de travail.

Un autre fait ressort aussi des considérations qui précèdent, c'est que les doigts de la main droite dans toutes ces manœuvres, à l'exception de l'index qui demeure étendu dans le dôlage, sont toujours fléchis. Nous trouverons dans cette circonstance, l'explication des modifications qui surviennent du côté de l'aponévrose palmaire et des doigts de la main correspondante. Il nous resterait à mentionner l'attitude de ces ouvriers pendant leur travail. Mais elle n'a rien de caractéristique. Ils travaillent debout et ne sont jamais obligés de se baisser, ni de se courber, la meule et la plaque de marbre sur laquelle se pratique le dôlage au couteau se trouvant à la hauteur des coudes. Telles sont succinctement résumées les différentes manœuvres qui vont nous rendre compte des déformations chez les gantiers. Quant aux palissonneurs, nous avons dit que leur industrie consistait à amincir grossièrement les peaux destinées à être livrées aux gantiers.

Ces peaux parfois très épaisses, suivant leur origine, seraient difficilement entamées par la manœuvre du dôlage. Il faut des efforts énergiques sur un outil spécial, pour commencer à les amincir. Pour cela, l'ouvrier, par des mouvements de va et vient, combinés avec de fortes tractions, leur fait subir des râclages répétés sur une lame verticale placée à 80 centimètres de hauteur. Cette lame se nomme le palisson.

Pour que la peau se prête ainsi aux tractions, s'assouplisse et s'amincisse, il est nécessaire de faire des efforts énergiques, que les bras seuls sont souvent impuissants à réaliser. L'ouvrier s'aide alors de son genou droit, et pesant de toutes ses forces sur la peau qu'il tient d'autre part fortement tendue à ses extrémités, la force à se fléchir sur le palisson. Cette manœuvre est indispensable ; nous retrouverons tout à l'heure sur le genou des traces certaines de ce travail. Enfin les efforts énergiques que les mains sont obligées d'exécuter, et d'autre part les chocs qu'elles subissent à chaque mouvement contre la lame rugueuse du palisson, vont leur imprimer aussi des caractères spéciaux.

Ici comme l'instrument ne se trouve pas à hauteur d'appui, l'ouvrier est obligé de se baisser constamment. Il devient ainsi légèrement voûté.

Un fait général se dégage d'abord des considérations contenues dans ce chapitre. C'est que tous ces ouvriers travaillent debout. Nous verrons en effet, que tous présentent de bonne heure des troubles dans la circulation veineuse des membres inférieurs, troubles évidemment dus à la verticalité prolongée.

CHAPITRE IV

ANATOMIE PATHOLOGIQUE

Dans ce chapitre nous allons décrire macroscopiquement les lésions que présentent les ouvriers dont nous nous occupons. Nous n'avons pas la prétention de faire une étude anatomo-pathologique complète ; les éléments nous manquent pour cela. Nous devons la connaissance des quelques renseignements que nous avons, à l'obligeance de notre ami le docteur Montaz, professeur à l'Ecole de médecine de Grenoble. Si pendant notre internat, nous n'avons pas eu l'occasion d'observer nous-même ces lésions à l'amphithéâtre, c'est que d'une part notre attention n'a été attirée sur ce sujet qu'à l'expiration de notre dernière année, et que d'autre part les ouvriers en question organisés en sociétés de secours, reçoivent l'assistance à domicile et viennent rarement demander des soins à l'hôpital.

Du reste, ces altérations envisagées d'une façon générale sont déjà connues ; ce n'est que par leur siège et leur disposition réciproque qu'elles acquièrent une signification particulière. Comme il s'agit en effet de manœuvres ne modifiant les parties que par suite des pressions et des frottements qu'elles leur font subir, il est clair à *priori* que l'on devait s'attendre à rencontrer des altérations de même nature que celles qui s'observent chez les autres artisans.

Ces altérations peuvent porter sur la peau, les ongles, les poils, le tissu cellulaire sous-cutané, les fonctions de certaines articulations, et le système veineux.

Modifications de la peau.

Du côté de la peau, on observe tout d'abord des modifications de coloration.

Il peut paraître puéril au premier abord de s'arrêter à des colorations passagères, qu'un ou deux lavages à froid ou à chaud sont susceptibles de faire disparaître. Mais comme ces altérations sont décrites dans les traités spéciaux, nous n'avons pas cru devoir passer sous silence, celles si éphémères soient-elles, qu'on rencontre chez les ouvriers dont nous nous occupons.

Ici les colorations sont produites soit par les teintures auxquelles les peaux ont été soumises et d'où résultent les colorations les plus diverses déjà mentionnées pour les teinturiers ; soit par des poussières blanchâtres qui se détachent des peaux sous l'influence des râclages qu'on leur fait subir. Ces poussières se logent sous les ongles, dans les sillons périunguéaux, dans les plis de la peau, la barbe, les cheveux et les cils.

Les colorations dues aux teintures sont très fugaces, car les mains ne se trouvent ici en contact qu'avec des couleurs fixées déjà et séchées, et non pas avec des bains colorés comme il arrive pour les teinturiers. La coloration due à des poussières ne se retrouve avec un peu de fixité qu'en raison de la ténuité même de ces poussières, qui leur permet de se loger dans les moindres plis de la peau, et de défier à la faveur des cheveux et des poils les soins de propreté les plus assidus.

La présence de ces poussières blanchâtres étant constatée à la surface de la peau, est-il possible d'en reconnaître chimiquement la nature? Cela nous paraît probable, puisqu'il est possible de le faire pour les poussières des autres industries. Pour ces dernières, Vernois a donné une liste des substances qui devront être recherchées. « En effet, dit-il, on pourrait jusqu'à un certain point confondre au premier coup d'œil la main d'un cérusier avec celle d'un amidonnier, d'un meunier, d'un plâtrier. On les distingue surtout à l'aide d'autres caractères différentiels. D'où il faut conclure que dans cet ordre de signes, on aura souvent besoin de s'éclairer des lumières de la chimie. » « Il devient évident, dit-il plus loin, que la constatation d'un métal, d'un sel, d'une substance organique bien déterminée, ou autre, sera dans tous les cas, un signe pathognomonique suffisant à lui seul pour résoudre une question posée. » Il donne ainsi sous forme de tableau avec les diverses professions en regard, une liste de cinquante-trois substances dont on peut avoir à rechercher la nature, pour s'éclairer dans la recherche de l'identité ou dans les questions d'hygiène. A cette liste il faut donc joindre les poussières que l'on trouve sur les ouvriers palissonneurs et gantiers.

Ici ces poussières sont complexes. Elle proviennent en grande partie de la dernière préparation que les peaux ont subie et qui est destinée à leur donner de la souplesse et du brillant. On les agite en effet, dans une cuve contenant un mélange en proportions variables, de jaune d'œufs, d'amidon, d'alun et de chlorure de sodium. Ces substances se dessèchent ensuite à la surface des peaux et ce sont elles qui, sous l'influence des râclages, se détachent les premières sous forme de poussières. Il s'y ajoute nécessairement aussi des débris organisés provenant des peaux elles-mêmes. On doit y rencontrer également des vestiges de chaux et d'orpiment, provenant des bains dans lesquels ces peaux ont macéré avant d'être mégies. Si donc, l'analyse décèle la présence de ces différentes substances dans les poussières qui se trouvent à la surface du tégument, on aura une première indication qui permettra d'arriver plus facilement à la découverte de l'identité.

Les changements de couleur ne sont pas les seules modifications que l'on observe du côté de la peau ; on y remarque aussi et surtout des altérations de l'épiderme que l'on trouve ou bien aminci, ou bien au contraire hypertrophié.

L'épiderme, en certaines régions, est aminci, usé pour ainsi dire, comme on l'observe chez les cordiers, les fileuses de lin, etc. Il a un aspect lisse et les sillons qui séparent les rangées de papilles les unes des autres ont diminué de profondeur, au point de n'être plus visibles. Cette altération se remarque au niveau de la face palmaire des doigts sur les saillies phalangiennes. La cause en est toujours un frottement continu, mais léger et non dur et violent.

L'épiderme, d'autre part, avons-nous dit, est hypertrophié.

Cette hypertrophie présente plusieurs degrés. Elle varie depuis le simple épaississement qui n'appelle pas l'attention, jusqu'à l'accumulation des couches qui constitue les callosités, les durillons et les cors. Il arrive parfois en effet, de voir à côté d'un simple épaississement de l'épiderme, des durillons faisant une saillie considérable et se prolongeant dans le derme par une sorte de racine, à la manière d'un cor. C'est surtout au niveau de la face dorsale des articulations des phalanges, que les durillons offrent ces caractères.

Des altérations du derme accompagnent quelquefois ces épaississements de l'épiderme, et sont la conséquence de la compression mécanique exercée sur ce tissu. On voit autour des durillons ou dans leur voisinage la peau devenir rouge, chaude et s'enflammer. Tous les palissonneurs par exemple présentent à des degrés divers de la dermite périunguéale. La peau forme autour de l'ongle un relief volumineux, fendillé, rouge et parfois assez douloureux pour nécessiter le repos. Nous n'avons pas observé de panaris chez ces ouvriers ; mais on conçoit que dans de pareilles conditions il puisse en survenir. Enfin on observe chez les jeunes ouvriers dont les mains ne sont pas encores habituées aux frottements et aux pressions de petites phlyctènes dans les points comprimés.

Modifications des ongles et des poils.

Les ongles présentent souvent une grande épaisseur. Ils sont usés sur la partie médiane de leur bord libre et ébrechés par les chocs qu'ils subissent. On remarque fréquemment à leur surface de petites contusions. La saillie normale que forme leur face libre a disparu. Ils sont aplatis transversalement et leur striation longitudinale n'existe plus. Leur bord libre au lieu de présenter une convexité dirigée en bas, est au contraire échancré à la façon d'un croissant. Ces organes semblent alors ne s'accroître que sur les côtés, la partie médiane de leur bord libre, étant constamment usée.

Les modifications des poils consistent en leur absence dans certaines régions déterminées ; et chez les individus dont le système pileux est très développé, ces organes sont cassés près de leur racine. Ils apparaissent alors sous forme de points noirs et ne dépassent pas le niveau de la surface cutanée. Il en résulte un état glabre de la peau dans les régions soumises à des frottements.

Modifications du tissu cellulaire.

Du côté du tissu cellulaire, il se développe des bourses séreuses. Dans la relation que nous a envoyée le Dr Montaz, une bourse séreuse considérable existait au niveau de la tête du premier métacarpien de la main droite. Elle avait un diamètre de 12 millimètres et était sous-jacente à un durillon d'une égale étendue. Une autre plus petite était située immédiatement au-dessous d'un durillon développé au niveau du pisiforme de la main gauche. Il est probable qu'on peut en observer dans d'autres parties, mais nous manquons malheureusement de données certaines pour l'affirmer.

Modifications des articulations.

Les articulations présentent l'exagération de certains

mouvements normaux, coïncidant avec des relâchements ligamenteux. C'est ainsi qu'à la main gauche, il existait un relâchement de la capsule articulaire et des ligaments latéraux des articulations métacarpo-phalangiennes, permettant le renversement des quatre derniers doigts en arrière, au point de former un angle droit avec le métacarpe.

A droite les têtes des deuxième et troisième métacarpiens étaient plus écartées qu'à gauche, et le ligament qui les réunit plus étendu dans le sens transversal, relâché et plissé sur lui-même. Enfin la dernière phalange de l'index était modifiée dans sa forme, aplatie, et la phalangette osseuse se trouvait également étalée et plus mince que celle du côté gauche. La dernière phalange du pouce présentait la même altération ; en outre elle était renversée en arrière dans un mouvement d'extension exagérée.

Telles sont les seules modifications articulaires existant dans le cas particulier dont nous avons reçu la relation. Mais il est assez fréquent de voir survenir d'autres troubles fonctionnels dans les articulations de la main droite : c'est ainsi que le mouvement d'extension d'un ou plusieurs doigts sur le métacarpe est devenu impossible, le jeu de l'articulation se trouvant limité probablement par une rétraction tendineuse ou aponévrotique.

La cause des différentes modifications que nous venons de décrire est toujours une pression plus ou moins énergique exercée sur certains points par des instruments de travail durs et rugueux, ou bien une préhension très active des doigts, ou bien encore un frottement répété sur une surface rugueuse et résistante, qui sert de point d'appui aux différentes régions des organes mis en jeu pendant le travail.

Troubles du côté du système nerveux.

Ces troubles s'observent dans un grand nombre de professions ; ils consistent en une stase veineuse aboutissant peu à peu à la dilatation des vaisseaux et à des varices. La verticalité prolongée et l'immobilité presque constante des membres inférieurs, en sont la cause certaine. Elles agissent en diminuant les alternatives de contraction et de relâchement de certains groupes musculaires et suppriment ainsi une cause puissante de progression du sang.

CHAPITRE V

On le voit, les modifications que nous venons de décrire n'offrent rien de particulier et s'observent dans un grand nombre d'autres professions, toutes les fois que les mêmes causes déformatrices interviennent. C'est ainsi que l'amincissement de l'épiderme existe également chez les cordiers, les dévideuses de cocons ; l'hypertrophie chez tous les manœuvriers ; les dermites par pressions et par frottements chez les polisseuses sur écailles, les menuisiers ; l'usure des ongles chez les lessiveuses, les nacrières ; l'absence des poils en certaines régions déterminées chez les cavaliers, les frotteurs d'appartements, les tailleurs d'habits ; les relâchements ligamenteux chez les repasseuses, les cordonniers, les ébénistes ; l'aplatissement des phalangettes du pouce chez les bijoutiers, les cordonniers, les vitriers mastiqueurs.

Ce n'est donc que par leur siège et leur disposition que ces modifications vont se distinguer et prendre une signification particulière.

Pour mettre un certain ordre dans cette description et éviter des répétitions inutiles, nous ne décrirons qu'à la fin les altérations communes à tous ces ouvriers. Nous commencerons donc par exposer les altérations qu'on observe chez les dôleurs à la meule, puis nous décrirons celles des gantiers proprement dits, et en troisième lieu nous mentionnerons celles qui ont trait aux palissonneurs.

Dôleurs à la meule.

Les dôleurs à la meule ont les quatre derniers doigts des deux mains aplatis et comme étalés dans le sens transversal. A leur surface les plis articulaires de flexion sont peu marqués, et sur la face palmaire l'épiderme de ces doigts est lisse, comme recouvert d'un vernis. Les sillons inter-papillaires ne sont plus appréciables à la simple vue, et ce n'est que dans le voisinage, c'est-à-dire sur les parties qui ne subissent pas de frottements, que ces organes ont conservé leur aspect normal. Il en est notamment ainsi à l'extrémité de la pulpe, dans la portion située immédiatement au-dessous de l'ongle. Cette partie, en effet, ne porte pas dans les manœuvres et la saillie des papilles et la profondeur des sillons contrastent avec ce qu'on observe plus haut.

Ces modifications s'accompagnent de troubles de la sensibilité. On observe, en effet, sur la face palmaire des quatre derniers doigts une extrême finesse du toucher. L'ouvrier apprécie bien mieux les reliefs et les aspérités des objets. Les deux pointes de l'œsthésiomètre donnent la dualité de sensation pour un écartement de 1 millimètre à $1^{mm}5$, au niveau de la troisième phalange, sur la pulpe de l'index et du médius, au lieu de $2^{mm}2$, moyenne adoptée par Weber. Les doigts vus de profil et dans l'extension, présentent un aspect grêle dû à leur aplatissement. Cet aspect contraste avec l'épaisseur normale du reste de la main. Des colorations diverses s'observent sur la face palmaire des mains, colorations en rapport avec les diverses teintures que les peaux ont reçues. Enfin on constate sous les ongles, dans les plis cutanés, dans la barbe, les cheveux et les cils, la présence de poussières blanchâtres détachées par la meule et provenant des débris qui s'échappent des peaux. Ces poussières sont très ténues. Elles s'accumulent principalement sur le cuir chevelu et y simulent la desquamation furfuracée du pityriasis capitis. Il faut des soins de propreté constants pour s'en débarrasser, et encore en reste-t-il toujours des traces. Ces poussières ne bornent pas là leur action. Elles déterminent une irritation chronique des voies respiratoires et les pneumoconioses professionelles décrites par tous les auteurs. Si l'on consulte les travaux publiés à ce sujet, on voit en effet, que les ouvriers gantiers payent un large tribut aux affections pulmonaires. Hirt dans son travail sur la fréquence relative de la phtisie chez les ouvriers à poussière, nous apprend que cette affection atteint les fabricants de gants dans la proportion de 10 pour 100. D'autre part, si nous nous reportons aux recherches de Popper sur la durée moyenne de la vie dans les différentes professions, nous voyons que les ouvriers gantiers ne dépassent pas en moyenne l'âge de trente et un ans, terme le plus faible dans le tableau relatif aux différentes professions, dressé par cet auteur. Enfin parmi les maladies auxquelles succombent les gantiers, la phtisie pulmonaire entrerait, d'après Popper, pour une proportion de 71 pour 100. Comme le fait remarquer M. Proust dans son traité d'hygiène, il s'agit très certainement ici de pneumonies chroniques et non de tuberculisation pulmonaire.

Dôleurs au couteau

Chez l'ouvrier gantier proprement dit, qui fait le dôlage au couteau, les altérations diffèrent aux deux mains.

Main gauche. — La main gauche est peu développée comparativement à la droite. La paume de la main présente de ce côté sur tout son contour un épaississement de l'épiderme qui forme une large callosité transversale dans la partie qui avoisine le poignet. Cette callosité est surtout appréciable au niveau du pisiforme et elle s'atténue dans l'intervalle des deux éminences thénars. Les mouvements des articulations métacarpo-phalangiennes sont plus étendus qu'à l'état normal, et les quatre derniers doigts, dans l'extension forcée, peuvent se renverser sur le métacarpe au point de se luxer et de ne plus former avec ce dernier qu'un angle de 80 degrés. Ces diverses modifications sont le résultat de la manœuvre dite l'étavillonage. Nous rappelons brièvement que cette manœuvre consiste à augmenter la surface des peaux. Pour cela on les soumet à des tractions faites à l'aide de la main gauche, qui glisse sur elles en les comprimant. Les doigts sont fortement relevés en extension forcée, de façon à ne pas gêner cette action qui est mieux exécutée par un plan unique comme la paume de la main.

Main droite. Face palmaire. — Ce sont en premier lieu des modifications cutanées. Le manche du couteau à dôler, pressé fortement pendant les manœuvres, détermine sur les parties saillantes une irritation constante qui aboutit à la production de durillons.

Parmi les régions le plus directement en contact avec lui se trouve la tête du premier métacarpien. A ce niveau, les pressions sont si vives, que chez les ouvriers qui se livrent au dôlage depuis peu de temps, il se forme des ampoules et des phlyctènes, qui, se déchirant, laissent à nu le derme et forcent l'ouvrier à interrompre son travail. L'épiderme se reforme alors, et peu à peu les tissus s'habituent dans une certaine mesure à ces pressions. Ils ne sont plus le siège que d'une irritation légère, chronique, qui se traduit par une exagération dans la sécrétion épidermique ; les cellules de la lame cornée s'accumulent ainsi en couches nombreuses ; le durillon est constitué. Une de ces productions se développe donc au niveau de la peau qui recouvre la tête du deuxième métacarpien, et sa grande mobilité sur les parties sous-jacentes laisse deviner la présence d'une bourse séreuse. Nous avons du reste, observé une fois sur un jeune ouvrier qui s'était fatigué outre mesure, l'inflammation de cette bourse. La peau de la région était chaude, rouge, gonflée et douloureuse. Le durillon était soulevé en masse et faisait une saillie très forte. On avait une sensation vague de fluctuation au-dessous. Après deux jours de repos ces phénomènes disparurent spontanément. Quelquefois cependant ce durillon fait défaut, ou bien il siège un peu plus bas à la base de la première phalange de l'index.

Des productions épidermiques analogues s'observent en d'autres points. Sur la tête du troisième métacarpien, sur celle du cinquième, quelquefois également sur celle du quatrième, et au niveau du sillon qui sépare en haut les deux éminences thénars et hypothénars. Il n'est pas rare enfin d'en observer en d'autres points ; sur la partie moyenne de

l'éminence hypothénar et en particulier sur les plis articulaires des premières et des secondes phalanges.

Une altération d'un autre genre se développe à la dernière phalange de l'index. Ce doigt, avons-nous dit en décrivant la manœuvre du dôlage au couteau, est allongé sur
le plat de l'instrument. La dernière phalange appuie ainsi
sur la lame et lui transmet une partie de l'impulsion donnée par l'avant-bras. Il en résulte que cette phalange s'a-
platit peu à peu et s'étale. La phalangette osseuse elle-
même, ainsi que nous l'avons vu dans l'anatomie pathologique, participe à cette modification, et l'extrémité de ce
doigt conserve un aspect spatuliforme. Ce n'est pas tout.
L'index dans sa totalité même, subit un changement de
rapports, que nous décrirons avec les altérations de la face
dorsale de la main, où ce changement est plus appréciable.

Enfin les trois derniers doigts, bien loin de présenter
une exagération dans les mouvements d'extension des articulations métacarpo-phalangiennes, comme on l'observe à
la main gauche, n'arrivent même plus à l'extension normale. Tandis que le médius arrive à peine à se mettre sur
le prolongement du métacarpe, l'annulaire forme un angle
obtus très appréciable avec le quatrième métacarpien, et le
petit doigt demeure à demi fléchi. Ces derniers troubles
fonctionnels tiennent très probablement à un certain degré
de rétraction de l'aponévrose palmaire, mais nous manquons de renseignements anatomiques pour l'établir. Cependant en faveur de cette hypothèse, nous devons dire
que sur cinq ouvriers différents, employés au moins depuis
quinze ans à ce travail, nous avons constaté la présence
d'une bride fibreuse faisant saillie sous la peau et tendue

comme une corde entre la première phalange du petit doigt et la paume de la main. Ces modifications fonctionnelles des derniers doigts de la main droite tiennent très certainement à ce que dans les diverses manœuvres, ces doigts sont constamment fléchis.

Il ne saurait être question ici pour expliquer cette rétraction aponévrotique d'une influence rhumatismale, tandis que l'inflammation de la peau, la dermite légère et chronique qu'on observe à la paume de la main, et qui dépend des pressions et des frottements, rend très bien compte de la rétraction inflammatoire de l'aponévrose, à laquelle elle est unie par des vaisseaux et des tractus fibreux. D'ailleurs l'absence de cette déformation à la main gauche éloigne bien l'idée du rhumatisme.

Enfin la dernière phalange du pouce dans la manœuvre dite du débordage s'aplatit en spatule et se renverse en arrière comme celle des vitriers mastiqueurs.

Face dorsale. — Si nous considérons maintenant la face dorsale, nous remarquons tout d'abord un changement de rapports de l'index, changement déjà mentionné plus haut. L'extension de ce doigt se fait entièrement, au contraire de ce qu'on observe sur les trois derniers. En extension l'index ne se trouve donc pas sur le même plan que les trois derniers doigts. En outre il a subi un léger mouvement de rotation sur son axe, sa face antérieure tendant à devenir interne, tandis que la face postérieure se tourne légèrement vers la région externe. Ce changement est produit par la manœuvre du dôlage au couteau. En effet, l'ouvrier — la main droite fermée et portant sur le marbre par le bord cubital — obligé d'étendre l'index sur le plat du couteau pour le mouvoir et surtout pour le guider, ne pouvait le faire d'une façon efficace qu'à la faveur d'une rotation de ce doigt sur son axe, car sans ce mouvement anormal, l'index n'aurait porté sur la lame que par son bord interne, c'est-à-dire par une partie moins sensible et par suite moins appropriée. L'index, dans la situation normale, aurait donc manqué de la délicatesse de toucher et de la précision nécessaire à ce travail.

Cette modification, disons-le de suite, ne se produit qu'à la longue. Il est clair, que chez l'apprenti, l'index ne porte d'abord que par sa portion interne ; ce n'est que peu à peu, par la pression et les mouvements continuels, que ce doigt s'accommode pour ainsi dire à ces nouvelles fonctions, et prend une direction particulière.

Mais le dos de la lame logé dans le fond du deuxième interstice digital, va produire de son côté des changements non moins évidents. Un énorme durillon se développe, en effet, dans le fond et sur la partie interne de cet interstice. L'index et le médius s'écartant pour recevoir l'instrument, le fond de l'espace va s'agrandir transversalement. Et le dos de la lame qui, trop mince par lui-même, aurait ulcéré la peau de cette région si délicate et si fine, devient précisément plus volumineux, parce que l'ouvrier y ajoute un bourrelet protecteur en cuir, qui en porte l'épaisseur à un centimètre et demi. Les frottements sont ainsi rendus moins irritants, mais il est aisé de concevoir que cet énorme bourrelet venant se loger dans un espace trop restreint pour le recevoir, va par son volume et par ses pressions en écarter les parois. C'est en effet ce qui arrive. L'index et le médius volontairement rapprochés, se touchent bien encore par leur extrémité, mais l'affrontement de leurs faces voisines ne peut se faire en haut. Au niveau du fond de l'interstice une ouverture persiste, qui est comblée par le durillon développé à ce niveau.

D'autres durillons apparaissent encore sur la face dorsale des deuxièmes articulations des deux derniers doigts. Enfin, on en observe quelquefois d'autres, produits par l'anneau des ciseaux, sur la face dorsale du pouce et des trois derniers doigts.

Nous avons dit en décrivant les manœuvres que l'ouvrier frappait avec le bord cubital de sa main sur un patron appelé calibre, pour obtenir l'empreinte. Il se développe à la suite une callosité sur le bord cubital de la main correspondante.

Palissonneurs.

Ici ce sont également les mains qui offrent surtout des altérations ; mais elles ne sont pas seules à conserver des traces du travail. Le genou droit, qui intervient dans les conditions que nous avons exposées plus haut, porte aussi des modifications. C'est un épaississement de la peau sur une surface de la largeur d'une pièce d'argent de cinq francs. Cet épaississement siège au devant de la tête du péroné ; il n'est pas toujours très prononcé. Tantôt il y a une callosité très appréciable, tantôt seulement un peu d'induration limitée de la peau qui est dure, plus adhérente, ne peut être ni pincée, ni plissée. Enfin, la circonférence de la jambe à ce niveau est augmentée et dépasse de beaucoup celle de la jambe gauche. C'est ainsi que sur

un ouvrier que nous avons vu à Saint-Denis, la circonférence de la jambe gauche mesurant 34 centimètres, celle
de droite atteignait au même niveau 36 centimètres et demi.
Cette différence n'est pas toujour saussi tranchée. Au même
niveau et dans la partie supéro-antérieure de la jambe les
poils ont disparu, ou sont cassés près de leur racine.

Du côté de la main et sur la face palmaire, on peut
observer sur les doigts des callosités diversement dispo-
sées, mais celles qui sont caractéristiques siègent à la
partie supérieure de la paume de la main. Un énorme
calus occupe toute l'éminence thénar et se prolonge sur le
pli cutané qui réunit le pouce à l'index. Un autre existe
sur le sommet de l'éminence hypothénar, dans le voisinage
du pisiforme. Là, les couches épidermiques s'entassent à
un tel point, que les frottements et les pressions déplacent
en haut les couches les plus superficielles, qui viennent
faire une saillie lamellaire au niveau du poignet, dont les
sépare un sillon assez profond. Chez quelques individus
cette saillie est tellement accusée, qu'elle prend l'aspect
d'un petit opercule arrondi, surplombant la partie interne
du poignet.

A la face dorsale, c'est d'abord une série de durillons
situés au-dessous de la dernière articulation des trois derniers
doigts près de la naissance des ongles. Ces derniers ne sont
plus saillants et bombés. Ils sont aplatis, sauf celui du pouce
qui conserve son aspect normal. A leur surface on obsc ve
de nombreuses contusions produites par les chocs qu'ils
subissent contre le palisson. Leur bord libre est échancré,
usé surtout vers la partie médiane, et présente un concavité
semi lunaire au lieu de la convexité normale. Ce bord est

très épais. Enfin la striation longitudinale que présentent normalement les ongles a disparu.

La peau qui encadre l'ongle subit, elle aussi, des changements, par suite des frottements dont elle est le siège. Elle devient rouge, douloureuse et se fendille après un long travail. Nous l'avons dans tous les cas toujours trouvée tuméfiée et formant un véritable bourrelet. Ce caractère se retrouve au plus haut degré au niveau du médius, ce qui s'explique par la saillie plus considérable que fait ce doigt et les frottements consécutivement plus fréquents auxquels il est soumis. Étant donnée la richesse lymphatique de cette région, on conçoit la possibilité de panaris superficiels ou profonds ayant pour point de départ cette dermite chronique. Toutefois nous n'en avons pas observé.

Enfin nous signalerons en dernier lieu dans la rainure unguéale et les plis cutanés voisins la présence de poussières blanchâtres, constituées par des débris provenant des peaux elles-mêmes, et des matières à l'action desquelles ces dernières ont été soumises. Ces poussières ne disparaissent pas complètement, malgré des soins de propreté et des lavages minutieux. Elles se logent dans la gouttière péri-unguéale et en soulevant les bords de cette dernière on en retrouve toujours des traces.

Il nous reste maintenant une dernière altération à mentionner, altération commune à tous ces ouvriers : Nous voulons parler des varices qu'on observe chez la plupart d'entre eux. Il faut voir là une manifestation de l'attitude droite que ces ouvriers sont obligés de conserver pour accomplir leur travail. Cependant ces troubles vasculaires ne s'observent pas avec la même fréquence chez tous, et à ce point de vue le palissonneur paraît être favorisé. Nous avons vu que pour les manœuvres qu'il a à exécuter, il est obligé d'employer fréquemment le genou droit. Cette circonstance lui permet de faire des mouvements qui facilitent le cours du sang veineux.

Il n'en est plus de même chez les dôleurs dont les membres inférieurs conservent pendant plusieurs heures par jour la même situation verticale. Tous présentent à divers degrés des dilatations variqueuses des veines du membre inférieur. Ces dilatations veineuses paraissent survenir assez promptement si nous en jugeons par des remarques que nous avons faites à Saint-Denis dans un atelier de dôlage à la meule où travaillaient neuf jeunes femmes. Cinq d'entre elles avaient des varices. Une était, il est vrai, enceinte, mais les quatre autres ne l'étaient pas, n'avaient jamais eu d'enfant, et la plus âgée n'avait pas trente ans.

Enfin nous nous sommes appliqué à rechercher les blépharites ciliaires mentionnées par les auteurs chez les ouvriers à poussières. Vernois prétend qu'on les observe fréquemment, non seulement chez les ouvriers vivant dans un air chargé de vapeurs irritantes, mais aussi chez ceux qui vivent au milieu de poussières abondantes de diverse nature. Il cite les brossiers, les filateurs de laine et de coton, les ateliers de battage du lin, les meuniers etc. Jamais nous n'avons observé ces blépharites, et à coup sûr les poussières que nous avons étudiées ne doivent pas les produire, car les dôleurs à la meule, vivant pendant huit ou dix heures par jour au milieu d'un nuage épais, devraient infailliblement en être atteints. Rien de semblable. Ils se plaignent seulement d'un sentiment de sécheresse à la gorge.

Telles sont exposées en détail toutes les altérations que l'on peut rencontrer chez les ouvriers dont nous nous occupons. On ne pouvait attendre de nous, de donner l'observation détaillée de tous les ouvriers que nous avons examinés ; cela n'était pas possible. Notre conviction s'est faite d'après l'examen d'une centaine de sujets différents, présentant tous les mêmes modifications à des degrés plus ou moins accentués. Ce chiffre nous a paru suffisant pour exposer les résultats de nos investigations et pour pouvoir tirer une conclusion.

Disons cependant que ces altérations n'existent pas toujours réunies chez le même sujet et que le plus souvent on n'en rencontre que quelques unes. Mais celles-ci du moins sont les plus importantes, car ne manquant jamais, elles peuvent être considérées comme pathognomoniques, et sont éminemment propres à éclairer le médecin légiste.

Nous nous proposons maintenant de les mettre en lumière. Mais auparavant, il nous a paru logique de rechercher au bout de combien de temps se développent ces altérations et combien de temps elles mettent à disparaître.

Chez les dôleurs à la meule, l'amincissement de l'épiderme arrive rapidement. Deux ouvriers, travaillant l'un depuis vingt jours et l'autre depuis un mois présentaient déjà les modifications que nous avons décrites. Mais nous ne saurions dire combien de temps ces modifications mettent à disparaître après la cessation du travail, car nous n'avons pu observer un seul ouvrier dans ces conditions. Il est probable cependant que chez ceux qui ont travaillé pendant de longues années, l'épiderme doit conserver longtemps ces caractères spéciaux, si de nouvelles occupations de nature à produire un effet inverse, ne viennent modifier les parties.

Le dôleur au couteau présente bien, même au début, des modifications cutanées, mais elles n'ont encore rien de caractéristique. Ce sont de petites phlyctènes, ainsi qu'un léger degré de dermite localisée aux points comprimés.

Il faut — autant que nous avons pu en juger sur cinq apprentis que nous avons eu l'occasion d'observer dans divers ateliers — au moins deux ou trois mois pour que les altérations s'établissent et revêtent des caractères tranchés. Cela se comprend, car les pressions et les frottements sont beaucoup moins violents que chez les palissonneurs. Quant au temps que ces altérations mettent à s'effacer, il est considérable. C'est ainsi qu'à Grenoble, nous avons pu voir les signes les plus nets persister six, sept, et onze années après cessation du travail.

L'exemple suivant est encore plus frappant. M. X..., grand industriel de Saint-Denis, après dix-huit mois d'apprentissage ne toucha jamais plus un couteau à dôler. Depuis lors, il s'est écoulé vingt années, et cependant aujourd'hui encore il présente à la main droite — très atténués il est vrai — les durillons que nous avons mentionnés sur la face dorsale des premières articulations phalangiennes des deux derniers doigts et au fond du deuxième interstice digital de la main droite. Ce dernier est véritablement pathognomonique, car ainsi que nous allons le voir dans le chapitre suivant, il a un siège tellement spécial, que lorsqu'on le rencontre on peut affirmer que le sujet a manié le couteau à dôler. — Pour les palissonneurs nous ne sommes pas aussi bien renseigné. Le seul apprenti que nous ayons pu voir, était un jeune américain, qui était venu apprendre la ganterie à Grenoble. Il travaillait dans un atelier de palissonneurs depuis quinze jours seulement, et déjà il présentait sur les éminences thénars et hypothénars des deux mains, ainsi qu'au niveau de la tête du péroné droit un épaississement très appréciable de l'épiderme. En avant de la tête du péroné la peau était rouge et épaisse.

Ici les callosités une fois développées mettent également longtemps à disparaître. C'est ainsi que nous avons vu à l'hôpital de Grenoble un malade qui ne faisait plus ce travail depuis sept ans et chez lequel ces callosités étaient encore appréciables aux mains comme au genou. Les ongles seuls avaient repris leur aspect normal.

Quels sont maintenant, parmi les signes décrits plus haut, ceux qui peuvent être considérés comme caractéristiques? Pour les dôleurs à la meule, il ne faut attacher d'importance qu'à l'amincissement de l'épiderme, à son aspect usé et ciré, car ce sont ces caractères que l'on retrouve sans exception chez tous les ouvriers. Accessoirement il faut tenir compte de la présence des poussières blanchâtres sur le cuir chevelu ou dans la barbe et les sourcils.

Chez les dôleurs au couteau, il existe cinq signes importants, invariables, et qui se rencontrant chez tous les ouvriers, priment tous les autres. C'est à gauche : 1° La possibilité d'un certain degré de renversement des quatre derniers doigts sur le métacarpe. A droite 2° l'aplatissement de l'extrémité palmaire de l'index avec rotation légère de ce doigt sur son axe ; 3° l'impossibilité d'étendre complètement les deux ou trois derniers doigts ; 4° l'écartement du fond du deuxième interstice digital, de telle façon que l'index et le médius rapprochés ne se réunissent plus suivant une ligne, mais laissent entre eux un espace triangulaire très aigu, à base supérieure ; 5° la présence d'un durillon volumineux sur la paroi interne du fond de cet espace, c'est-à-dire sur la partie supérieure et externe du médius, et l'existence d'un autre durillon sur la face dorsale des premières articulations phalangiennes des deux derniers doigts.

Ces caractères sont constants et nous les avons toujours retrouvés groupés de la sorte chez tous les ouvriers que nous avons examinés. Les durillons développés dans la paume de la main par le manche du couteau à dôler et sur les doigts par les ciseaux, bien qu'ils existent fréquemment, ont peu de valeur au point de vue qui nous occupe, car ils sont essentiellement variables dans leur siège.

En ce qui concerne les palissonneurs, on peut considérer comme constants les signes suivants : un large calus sur les éminences thénar et hypothénar des deux mains. L'échancrure du bord libre des ongles des quatre derniers doigts, avec durillons développés immédiatement au-dessus du repli rétro-unguéal, qui lui-même est atteint de dermite. Calus arrondi ou épaississement de la peau au niveau de la tête du péroné droit.

Enfin, nous mentionnerons chez les palissonneurs un dernier indice révélateur de la profession, indice pris en dehors des tissus de l'organisme. Nous voulons parler de l'usure des vêtements en un point déterminé. Rien n'est puéril en médecine légale, et le plus petit détail peut acquérir de l'importance dans certaines circonstances. Tous les ouvriers que nous avons vus, avaient le pantalon usé et le plus souvent troué au niveau de la tête du péroné droit, dans la région qui correspond à la callosité. On comprend aisément l'importance de ce renseignement. Il est de même ordre que les renseignements fournis par les vêtements dans l'appréciation de la direction d'un coup de feu et de la distance à laquelle il a été tiré quand les parties atteintes n'étaient pas nues.

CHAPITRE VI

Il nous reste maintenant à examiner quelles sont les altérations professionnelles voisines de celles que nous venons de décrire et qui offrent avec ces dernières une analogie de nature à amener la confusion.

En premier lieu se rangent à côté des dôleurs à la meule, comme ayant une certaine ressemblance, les ouvriers cordiers, les brocheurs et plieurs, les nacriers et les nacrières.

Cordiers. — L'usure et le poli de l'épiderme ne portent que sur la face palmaire de la dernière phalange du pouce et de l'index. Ils sont produits par le passage constant entre ces doigts de la bourre de chanvre. En outre tous les doigts ont une tendance à la flexion permanente.

Rien de semblable n'existe chez le dôleur à la meule, où l'extension des doigts se fait bien, où l'épiderme est usé sur les quatre derniers doigts, le pouce étant indemne.

Brocheurs et plieurs. — Le frottement répété de la peau des doigts à la surface du papier amène chez ces ouvriers l'usure de l'épiderme sur la face palmaire de tous les doigts, mais surtout des trois derniers.

Ici la confusion serait plus facile, mais il suffit de remarquer que ces ouvriers ont les doigts moins aplatis et moins étalés dans le sens transversal que ceux des dôleurs et qu'ils ne présentent pas dans les plis cutanés et sur le

cuir chevelu les poussières spéciales que nous avons signalées.

Nacrières et nacriers. — L'effet de la pression des
objets en nacre sur les doigts, le dépôt de la poussière de
nacre pendant le polissage, le sciage et l'émeulage, la ma-
cération des mains dans l'eau froide chargée des parties
animales en fermentation contenues dans la coquille, déterminent l'usure de l'épiderme du pouce et de l'index à
chaque main, l'usure des ongles qui sont obliquement
taillés ; la coloration blanchâtre de la peau avec dépôt de
poussières sous les ongles et dans les plis cutanés, l'aplatissement de la pulpe des quatre derniers doigts à gauche ;
l'irritation de la peau qui est fendillée, crevassée, enfin des
ophthalmies chroniques.

On le voit, comme signe commun il n'existe que l'aplatissement des quatre derniers doigts, mais cet aplatissement
est unilatéral ; l'épiderme est bien usé, mais à l'index seulement. Enfin il se dépose bien des poussières à la surface
de la peau, mais ces poussières sont minérales et non
organiques.

Pour les dôleurs au couteau la confusion est encore
moins possible. Nous ne parlons que pour mémoire des
cordonniers, qui n'ont avec les gantiers, qu'un seul signe
commun ; c'est l'aplatissement de la pulpe de la dernière
phalange du pouce, qui est elle-même déjetée en arrière.
Tous les autres signes les en distinguent. Ce sont : des sillons noirâtres sur la face externe de l'index gauche, avec
durillon à l'union de la phalangine et de la phalangette ;
l'enfoncement particulier des cartilages et le rejet en dehors
et en arrière des dernières côtes, l'enfoncement du ster-

num avec atrophie ou absence presque constante de l'appendice xiphoïde. Enfin la voussure de la colonne vertébrale et le développement d'une callosité sur la partie antérieure et moyenne de la cuisse gauche.

Les *cloutiers* ont bien une contracture permanente de tous les doigts de la main droite qui demeurent fléchis, avec possibilité d'extension de ceux de la main gauche ; mais ce sont tous les doigts de la main droite qui sont fléchis et non pas seulement les trois derniers comme chez les dôleurs. Enfin ces mêmes doigts sont déviés en dedans, de manière à former un angle avec le métacarpe et à rendre impossibles les mouvements d'opposition du pouce et de l'index. Ce dernier signe n'existe pas chez le dôleur.

Les *repasseuses* présentent avec les dôleurs comme signe commun un certain degré de flexion permanente des trois derniers doigts de la main droite, et une facilité très grande de renversement des doigts de la main gauche sur le dos de la main ; mais on ne retrouve pas chez elles l'écartement du médius et de l'index droit avec durillon au fond de l'espace interdigital. Enfin leur main gauche porte un autre signe distinctif ; c'est un état spatuliforme de la pulpe du pouce produit par l'habitude de presser avec l'extrémité de ce doigt sur les plis des chemises avant d'y promener le fer à repasser.

Nous n'avons plus qu'à examiner s'il n'y a pas lieu de distinguer les mains du palissonneur d'avec celles d'autres ouvriers. On ne pourrait les confondre qu'avec celles d'un ouvrier chapelier. Encore la distinction est-elle facile si on examine la face dorsale. Le chapelier employé à la foule, présente sur la face palmaire des deux mains, de larges callosités siégeant sur les éminences thénars et hypothénars et absolument semblables à celles des palissonneurs ; mais on ne trouve pas à la face dorsale l'aplatissement des ongles avec concavité du bord libre, ni la dermite périunguéale que nous avons signalée, pas plus qu'on ne retrouve sur le genou la callosité située au niveau de la tête du péroné.

Bien que nos recherches aient eu surtout pour but d'éclairer un point d'identité, il ne paraîtra peut-être pas superflu que nous tirions des considérations dans lesquelles nous sommes entré, les déductions hygiéniques qu'elles comportent.

Si nous nous en tenons aux travaux de Hirt et de Popper qui sont tout récents (1875-1879), les ouvriers gantiers sont parmi les artisans ceux dont la moyenne de la vie est la moins élevée, puisqu'ils ne dépassent pas en moyenne l'âge de 31 ans. Ils sont aussi plus exposés que les autres aux affections chroniques des voies respiratoires puisque les pneumonies interviennent dans la proportion de 71 pour 100 parmi les causes de leur mort. Parmi les manœuvres qu'ils accomplissent, aucune évidemment n'est susceptible de produire de si terribles effets. Ce sont donc surtout les poussières qu'il faut incriminer et c'est contre ces dernières qu'il est prudent de se prémunir.

Une bonne ventilation des ateliers de dôlage à la meule où ces poussières abondent au point de former un véritable nuage, est absolument nécessaire.

Il y a lieu également de conseiller aux ouvriers dôleurs pour éviter la production de varices, de travailler assis. Rien ne les oblige à conserver la station verticale. Dans ce but où pourrait abaisser le pivot sur lequel tourne la meule, de façon à amener celle-ci à une hauteur convenable. Enfin la plaque de marbre sur laquelle se fait le dôlage au couteau, pourrait être placée sur une table moins élevée. Il n'y a là rien d'irréalisable, et l'on éviterait ainsi aux ouvriers les varices et les ulcères possibles.

CONCLUSIONS

Des considérations contenues dans ce travail et du parallèle que nous venons d'établir entre les déformations des doigts des ouvriers gantiers et palissonneurs, et celles qui s'en rapprochent le plus dans les autres professions, nous croyons pouvoir conclure :

1° Le travail du dôlage et du palissonnage engendre chez les ouvriers qui s'y livrent, des stigmates certains et durables ;

2° Ces signes sont par leur ensemble pathognomoniques, et ne peuvent être confondus avec aucun de ceux que déterminent les autres professions ;

3° Toutes les fois qu'on les rencontrera, on pourra légitimement en déduire la profession, et acquérir ainsi sur l'individu qui en est porteur, un renseignement de nature à éclairer l'identité.

Imprimerie A. Derenne, Mayenne. — Paris, boul. St-Michel, 52.

www.ingramcontent.com/pod-product-compliance
Ingram Content Group UK Ltd.
Pitfield, Milton Keynes, MK11 3LW, UK
UKHW021122140726
13695UKWH00004B/1654